# LES STATUTS

DES

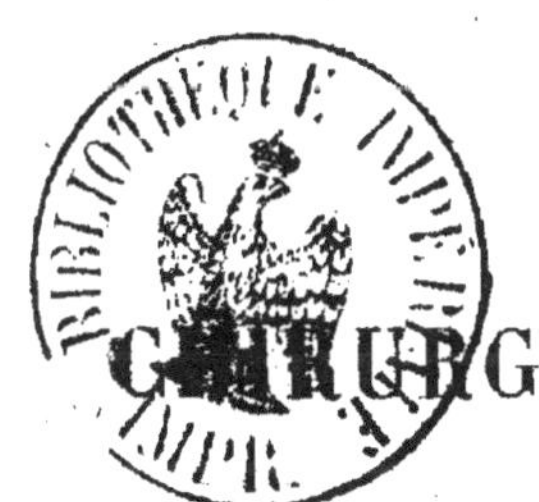

# CHIRURGIENS-BARBIERS

DE TOULOUSE.

---

A M ________________________________



Offert par l'Auteur.

# LES STATUTS

DES

# CHIRURGIENS-BARBIERS

DE TOULOUSE,

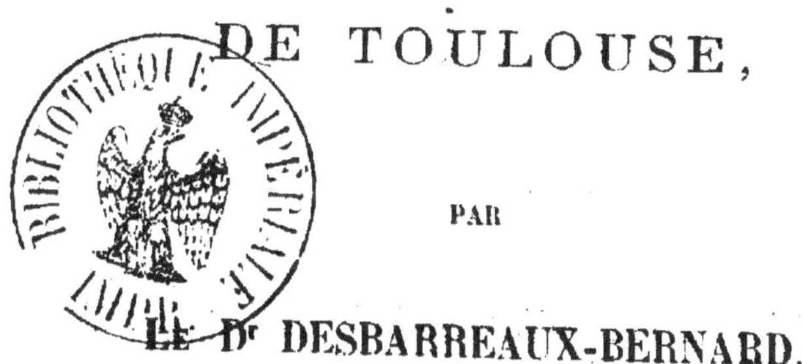


PAR

LE Dr DESBARREAUX-BERNARD.

TOULOUSE,

IMPRIMERIE DOULADOURE,

ROUGET FRÈRES ET DELAHAUT, SUCCESSEURS,

rue Saint-Rome, 39.

1865.

Extrait des Mémoires de l'Académie impériale des Sciences, Inscriptions et Belles-Lettres de Toulouse.

# INTRODUCTION

## AUX STATUTS

# DES CHIRURGIENS-BARBIERS

## DE TOULOUSE,

Lu dans les Séances du 21 février 1863 et 7 juillet 1864.

Messieurs,

Il existait autrefois, dans les archives du Capitole, deux volumes contenant les Constitutions et les Statuts des confréries des Offices mécaniques établis, au XVIe siècle, dans la ville, les faubourgs et le gardiage de Toulouse.

Le premier de ces volumes a depuis longtemps disparu, mais le second nous reste; seulement il a changé de domicile, et se trouve placé maintenant dans les archives du département. C'est un grand in-4°, composé de 453 feuillets; malheureusement les six premiers manquent, et peut-être même en manque-t-il quelques autres à la fin.

Il est aisé de se convaincre, en parcourant ce manuscrit, qu'il est l'œuvre de plusieurs copistes, car l'écriture change souvent de forme et de caractère. Cela n'a rien d'étonnant, puisqu'il renferme les délibérations des Capitouls relatives à la promulgation ou à la réformation des Statuts des confréries pendant près d'un siècle, de 1510 à 1592.

Il me suffira, pour faire comprendre l'importance de ce manuscrit, d'énumérer ici les différents chapitres qu'il contient, chapitres que, pour plus de méthode, nous allons indiquer par ordre alphabétique :

Agneliers ; débitants de chair d'agneau.
Aiguilletiers ; faiseurs d'aiguillettes.
Apothicaires.
Argentiers.
Barbiers.
Blanchiers ; appréteurs de peau blanche.
Bonnetiers.
Bouchers.
Boulangers ou pancoussiers.
Bourreliers.
Boursiers ; fabricants de bourses. ( Statuts en patois )
Boutonniers.
Bridiers.
Brodeurs.
Cardeurs.
Cardiers ou pentheniers ; faiseurs de cardes.
Charrons ou rodiers.
Chaussetiers.
Chevriers ; débitants de chair de chèvre. ( Statuts en patois. )
Chirurgiens, maitres et compagnons.
Ciergiers.
Clercs, copistes du Capitole.
Colletiers ; fabricants de collets d'habits.
Confréries des enfants pauvres et des orphelins.
Cordiers. ( Statuts en patois ).
Cordonniers en vieux ou groliers. ( Statuts en patois. )
Corroyeurs.
Courriers.
Courtiers en gros.
Culottiers.
Drapiers, marchands.
Eperonniers.
Epiciers.
Escrime ou palestrine ( Maitres d' ).
Espasiers ; fabricants d'épées.
Faiseurs de soie.
Forgerons.
Foulons ou maletaches.
Gaîniers.
Gantiers.
Hongroyeurs ; fabricants de cuirs oints. ( St. en patois.)
Lanassiers, marchands ou fileurs de laine.

Maçons.
Ménétriers ou mimes. ( Statuts en patois. )
Menuisiers.
Messagers.
Notaires du Capitole.
Orfévres.
Parcheminiers.
Passementiers.
Pâtissiers.
Peintres-verriers.
Peseurs de pastel.
Potiers d'étain.
Repetasseurs et rebendeurs.
Revendeurs ( fripiers ).
Rubanniers.
Savetiers.
Sélliers.
Serruriers, maîtres et compagnons.
Tailleurs ou sartres-giponniers.
Tanneurs.
Tondeurs de drap.
Veloutiers.
Verriers. ( Voy. Peintres, )
Vidimus d'un acte d'achat des baronnies de Pradère et Castera , par M. le premier président Mynut , en 1526.

On comprend , après la lecture de cette Table , tout l'intérêt que devait offrir le volume égaré ou perdu , et par conséquent l'étendue de la perte que nous avons faite au point de vue de l'Histoire de Toulouse et des différentes professions mécaniques qui la peuplaient au XVI$^e$ siècle.

J'ignorais entièrement l'existence du manuscrit dont je viens de vous entretenir, lorsque le hasard, ce *Deus ignotus*, auquel le bibliophile doit ses plus douces jouissances , me fit découvrir , en inventoriant , il y a quelque temps , les débris d'une ancienne bibliothèque , un autre manuscrit du XVI$^e$ siècle , concernant la ville de Toulouse.

C'est un petit in-folio de 406 feuillets en papier fort , écrit en français , difficile à lire , et d'une incorrection qui tient à l'ignorance du copiste , et non à la manière dont on parlait alors le français dans les provinces du Midi.

Parmi les nombreux chapitres contenus dans cet épais volume , il en est un qui fixa particulièrement mon attention. Il est intitulé : *Cirurgiens* ( sic ) ; *leurs statuts*. Ce titre me remit en mémoire le *Règlement des Compagnons Chirurgiens-Barbiers de Toulouse* , publié , en 1853 , par feu le docteur

A. Dassier, et je crus, je l'avoue, avoir découvert la source à laquelle il avait puisé le sujet de sa dissertation. Mon ami, M. Baudouin, à qui je communiquai la découverte que j'avais faite, me tira d'erreur en me révélant l'existence du manuscrit des archives, et en m'indiquant le texte reproduit par notre regrettable collègue.

En comparant entre eux ces deux manuscrits, il me fut facile de comprendre que ma trouvaille n'était qu'une copie incomplète des passages français, et souvent même, qu'une simple indication des chapitres renfermés dans les deux volumes des *Offices mécaniques* que possédaient jadis les archives du Capitole.

Toutefois, le manuscrit que je signale à votre attention, et qui appartient à M. le Baron Du Perrier, pourra, quoique bien incomplétement sans doute, suppléer le premier volume des Offices mécaniques, et nous consoler de sa perte (1).

---

(1) Table du manuscrit du baron Du Perrier.

En feuilletant le volume des archives, j'acquis la certitude que M. Dassier n'avait publié que la première partie des statuts relatifs aux Chirurgiens-Barbiers de Toulouse, c'est-à-dire les



Nous ajouterons à ces deux tables le nom de quelques Offices mécaniques, dont M. Ernest Roschach, notre jeune et savant archiviste, a relevé la liste dans les manuscrits du Capitole ; nous y joindrons un document intéressant *statuta sodalium*, sans les accompagner des divers documents latins qui, dans le manuscrit des *Offices*, les précèdent ou les suivent

J'eus alors la pensée de compléter ce travail en publiant les *statuts des Chirurgiens-Barbiers* de Toulouse, et d'analyser chemin faisant, toutes les pièces qui les constituent, afin de faire connaître à la fois l'esprit et les circonstances qui présidèrent à leur promulgation ou à leur réforme.

Les chapitres concernant les Chirurgiens-Barbiers sont sé-

---

qui prouve que toutes les Compagnies des différents Offices marchaient sous la direction d'un capitaine général.

*Affectatorum* (1). Bouchers d'abattoirs.

*Candelorium* Fabricants de chandelles, 1280, 1322.

*Cervinoriorum* (2). Cabaretiers, fabricants de cervoise, 1287.

*Cutelleriorum*. Couteliers, 1292.

*Dazeriorum* (3). Fabricants de dés à jouer, 1297.

*Fusteriorum* et *resegariorum*. Charpentiers, scieurs de long, 1315, 1320.

*Gorratiers* (4) *du poids de l'huile*, courtiers du poids de l'huile.

*Gorratiers de grossarie*. Courtiers d'épiceries.

*Macellariorum* Bouchers étaliers.

*Mercatorum cere*. Marchands de cire, 1288.

*Oleriorum*. Marchands d'huile, 1303.

*Paratorum* (5). Pareurs de draps, 1298.

*Paratorum, textorum* et *tincturierorum*. Pareurs, tisseurs et teinturiers, 1279.

*Pelegariorum*. Marchands de peaux (de lapin), 1316. } à la criée.
*Pelheriorum* (6). Marchands de peilhe ou chiffons, 1289. }

*Taxileriorum* (7). Fabricants de dés à jouer, tabletiers, 1297.

*Tegulariorum*. Tuiliers ou marchands de tuiles, 1290.

*Les maîtres Barbiers et abbé des Compagnons dudit mestier fairont à l'antrée* (sic) *du Roy ou Royne et aultres c hommes.*

*Les maîtres appotiquaires fairont xviij hommes.*

*Acoultrez le prapoing satin violet deschiquete et double de taffetas jaulnes chausses noyres deschiquetees doublees de taffetas violet bonnet noir la plume et cinture jaulne espees a deux mains et propointz faictz a pallotes suyvant le patron que sera baille par le seigneur de Camparnauld cappitaine general.*

(Mss. Arch. comm. BB. parchemin *Déliberations des commissaires pour l'entrée du roi François* 1er, 1533.

(1) D'où notre mot toulousain, *Affachoir*.

(2) *Cella vinaria*, d'où la *rue des Servinières*, aujourd'hui rue Saint-Rome.

(3) De *Daz* (roman) dé à jouer.

(4) Ou *Gouratiés*, de *goura*, tromper. (De Sauvage, Dictionnaire languedocien).

(5) D'où la *rue des Paradoux*.

(6) D'où le mot patois *Pelharot*.

(7) *Taxillorum lusores*.

parés dans le manuscrit des archives ; le premier, celui publié par M. Dassier, est intitulé : *Statuta sodalium Sirurgicorum ;* il commence au folio 89, par la requête des apprentis Chirurgiens que suit l'arrêté des Capitouls pour la révision des Statuts de la confrérie ; arrêté reproduisant, dans leur teneur, les ordonnances des rois de France, Charles-le-Bel, Louis XI et François I^er^, concédant, commettant et donnant auxdits Capitouls le droit de juridiction sur les différentes corporations exerçant à Toulouse ce que l'on appelait alors les *Offices mécaniques*. Tout ce préambule est écrit en latin.

Les *Statuta sodalium* et les *ordonnances des escoliers qui vont à l'estude de Cirurgie* sont suivis des actes divers concernant les formalités administratives relatives à la révision des statuts, de la formule de leur promulgation et du procès-verbal de la prestation de serment des apprentis qui promettent et jurent d'observer et de faire observer lesdits statuts et ordonnances. Ces deux pièces sont également en latin et closes par les noms des élèves, celui de leur abbé et celui de son lieutenant.

Le deuxième chapitre, intitulé, *Statuta Cirurgicorum* (sic) *et Barberiorum Tholosæ*, et qui est l'objet de ce travail, commence au fol. 263. Comme tous les chapitres contenus dans le manuscrit des *Offices mécaniques*, les *Statuta Cirurgicorum* sont précédés d'un préambule en latin, le même à peu près pour tous les offices, dans lequel sont énumérés les motifs qui ont déterminé les rois de France à investir les Capitouls du droit de réglementer dans Toulouse l'exercice des *Offices mécaniques*.

Ce préambule est suivi de l'ordonnance de François I^er^, (ordonnance écrite en français), consacrant les immunités et franchises accordées aux habitants de Toulouse. Puis viennent en latin, les réflexions diverses et les considérations importantes qui ont nécessité la révision de ces Statuts, les différentes formalités administratives concernant leur expédition ; enfin, les Statuts eux-mêmes, écrits en français, et précédés d'un aperçu historique sur l'ancienneté de la Chirurgie, son objet, son importance, les différents éléments d'étude qui la constituent, et la nécessité de formuler des règlements et des Statuts qui puissent, dit le texte, mettre à l'abri des *ignorants* et des *empiriques*, la santé et la vie des citoyens.

Ce chapitre est terminé par la formule de promulgation des Statuts, formule écrite en latin.

Les considérations qu'entraîne après elle la lecture des nombreux documents contenus dans ces manuscrits n'ont pas toutes la même importance. Les plus remarquables, celles qui dominent, en quelque sorte, toutes les autres, sont relatives à l'exercice des professions mécaniques dans Toulouse au XVIe siècle; à la progression toujours croissante de leurs envahissantes confréries (1), ayant chacune leurs règlements spéciaux, leurs saints particuliers et leurs bannières diverses; enfin, au règne de ce mysticisme énervant qui caractérise l'époque du moyen âge, et dont Toulouse conserve encore de nos jours l'empreinte indélébile.

Là ne se borne pourtant pas l'intérêt qui se rattache à ces manuscrits, et les tables que je viens d'avoir l'honneur de vous lire, disent assez tout ce que l'histoire locale pourrait y récolter de documents précieux relatifs aux mœurs, aux usages de nos pères, mais surtout à l'étude de la puissance du capitoulat, consacrée en termes exprès dans les ordonnances royales que j'ai déjà citées.

Je laisse aux hommes plus compétents que moi le soin de

---

(1) Le passage suivant, de Froissard, ignoré ou dédaigné par les historiens qui ont écrit sur Toulouse, atteste quelle était déjà, au XIVe siècle, la force numérique des Confréries des Offices mécaniques. 1356. *Le prince de Galles devant Toulouse :*

« Lors cuidoient bien ceux de Toulouse avoir l'assaut quant ils virent ainsi en » bataille les Anglois approcher : si se mirent tout en ordonnance aux portes » et aux barrieres par conétablies (*a*) et par métiers (*b*), et se trouverent » bien, de communautés, quarante-neuf mille hommes qui etoient en grand' » volonté de combattre les Anglois; mais le comte d'Armignac, etc. » (Chroniq. de J. Froissart, édit. du *Panthéon français*, t. 1, p. 314.)

(*a*) Composée d'hommes de guerre.

(*b*) Les corporations de métiers étaient formées en autant de compagnies commandées par leurs doyens.

tirer de ces documents les conséquences qui s'en peuvent déduire, et j'appellerai particulièrement votre attention sur la partie relative à l'histoire des Chirurgiens-Barbiers de Toulouse ; histoire qui rentre tout naturellement dans l'objet habituel de mes études.

Pour vous mettre à même de bien saisir ce qu'offrent de curieux, d'original peut-être, les Statuts de la Confrérie de Saint-Côme et Saint-Damien, permettez-moi de vous raconter par quel enchaînement de circonstances diverses les Barbiers ont pu, à un temps donné, exercer la Chirurgie et se faire appeler Chirurgiens-Barbiers.

Entraîné par la nature de mon travail, j'avais eu l'intention de rechercher quel avait été, pendant tout le moyen âge, le sort de la Chirurgie en France. Mais après avoir lu la savante introduction que M. Malgaigne a placée en tête de l'édition qu'il nous a donnée d'Ambroise Paré, et dans laquelle il a magistralement traité cette matière, j'ai dû prudemment battre en retraite et me renfermer dans les termes de la proposition que j'énonçais tout à l'heure.

Et d'abord constatons un fait ; c'est que, dans l'antiquité, la Chirurgie n'était pas séparée de la Médecine, et que les historiens ne sont pas d'accord sur l'époque de la division de l'art de guérir en trois parties distinctes : la Médecine ou diététique, la Chirurgie et l'Apothicairerie.

A quelque époque que l'on veuille la fixer, cette séparation des différentes branches de l'art de guérir fut un événement déplorable ; l'opinion la plus généralement accréditée ne la ferait remonter qu'aux dernières années du moyen âge. Je pense, au contraire, qu'elle eut lieu beaucoup plus tôt, au moment où l'universalité catholique apparaît, où l'esprit monacal envahit la société, où les hommes d'église, certains ordres religieux surtout, se vouent à l'étude des sciences et où toute science devient théologique.

Les ordres religieux seuls, en effet, renfermés dans la solitude du cloître, habitués de bonne heure à la connaissance des langues anciennes, ayant sous la main les rares manuscrits qui existaient alors, les ordres religieux seuls, dis-je, pouvaient aborder sans hésitation l'étude de la Médecine, qui, avec celle de la philosophie, constituaient ces deux grandes fontaines, comme dit Pasquier, que les rares esprits de le Grèce avaient fait sourdre comme d'un océan commun, et qui, à l'époque dont nous parlons, avaient traversé sans mélange la période barbaro-latine à l'aide de la tradition.

Dujardin et Peyrilhe déclarent positivement *que ce ne fut qu'au* XIV^e^ *ou au* XV^e^ *siècle qu'il exista, pour la première fois, des Médecins et des Chirurgiens vraiment distincts et séparés, ayant leurs domaines distincts et séparés comme eux* (1).

Ils prétendent, et c'est là leur grand argument, que le mot *medicus* a toujours été employé pour signifier les deux individualités qu'on comprend aujourd'hui sous le nom de Médecin et de Chirurgien, et qu'à cet égard *les monuments de l'histoire ancienne et moderne de la France sont parfaitement d'accord avec ceux que nous fournissent les jurisconsultes et les historiens de l'ancienne Rome.* Peyrilhe va plus loin encore, et s'écrie : « Qu'on parcoure les historiens des anciens peu» ples jusqu'à Egnace, écrivain du XVI^e^ siècle, OU JE ME » TROMPE FORT, ou l'on n'y trouvera pas *une seule fois* le mot » de *chirurgien*, tandis que celui de *médecin* s'y présente mille » fois, et dans des circonstances où les fonctions dont on parle » sont celles du *Chirurgien*... (2). »

Nous n'avons pas à rechercher si, dans l'antiquité, la Médecine était séparée de la Chirurgie ; nous partageons à cet égard l'opinion de Peyrilhe, généralement admise par tous les historiens. Personne n'ignore qu'au temps d'Hippocrate, la *Chirurgie* ne signifiait alors que l'œuvre de la main de la part du Médecin, ou bien un moyen de curation : « *Dans les cas*, dit Hippocrate, où l'opération de la main, Χειρουργία, *se borne à une seule section, la division doit se faire*

(1) *Hist. de la Chirurgie*, t. 2, p. 87.
(2) *Ibid.*, p. 84.

*promptement* (1) ; et un peu plus loin : *Il est honteux de ne pas retirer tout l'avantage qu'on désire de la chirurgie*, comme moyen de curation. Nulle part il n'emploie ce terme pour exprimer un art séparé de la Médecine.

Il est même probable, d'après le passage suivant d'Alcuin, que, jusqu'au VIII^e siècle, sous Charlemagne, le mot *medicus* fut employé pour désigner à la fois le Médecin, le Chirurgien et l'Apothicaire :

> Accurrunt medici mox Hippocratica tecta,
> Hic venas findit, herbas hic miscet in olla,
> Ille coquit pulles, alter sed pocula perfert (2).

Peyrilhe ne manque pas de citer à l'appui de son opinion une foule d'exemples où le mot *médicus* est employé pour désigner le *Chirurgien ;* voyons, à notre tour, si avant le XIV^e siècle, nous trouverons le mot *chirurgus* employé pour caractériser d'une manière toute spéciale l'exercice de la Chirurgie.

Voici le résultat de quelques recherches qui suffiront, je pense, pour détruire complétement les allégations de Dujardin et de Peyrilhe.

L'exemple le plus ancien du mot *cirurgus*, employé pour désigner le Chirurgien et non le Médecin, remonte au IX^e siècle (en 893). Je l'ai trouvé dans l'historien Richer, ce moine médecin du monastère de Saint-Remi de Reims, élève du fameux Gerbert, et dont le manuscrit a été découvert, il y a trente-deux ans à peine, à Bamberg en Franconie, par M^r Georges-Henri Pertz, le savant éditeur des *Monumenta Germanicæ historiæ.*

Richer, en terminant l'intéressant épisode d'Ingon, le porte-enseigne qui avait assassiné le chef des Barbares, Catillus, au moment où les évêques venaient de le baptiser dans la basilique de Saint-Martial de Limoges, s'exprime ainsi : *Pros-*

(2) Hippocrate, *de Medico.*
(2) Alcuin. *Carm.* 221 et seq.

*pere ac feliciter omnia gerebat verum id in brevi. Nam vulnerum sanies male a Cirurgis amputata, cum sub recutita superficie tumorem intrinsecus operaretur, nimio humoris reumatismo, plus biennio vexatus, in lectum decidit* (1).

Le même auteur, dans le chapitre intitulé : *Comment Derold, évêque d'Amiens* ( in arte medicinæ peritissimus ), *fut joué par un Médecin et le joua lui-même*, emploie le mot *cirurgus* d'une manière encore plus précise. Permettez moi, Messieurs, de vous raconter cette curieuse anecdote, qu'on pourrait appeler un duel au poison. Mais, pour ne pas fatiguer votre attention par la lecture du texte latin, je me servirai de l'exacte et correcte traduction de M. Guadet :

« Dans ce temps mourut Dérold, évêque d'Amiens, homme » considérable et habitué au palais, qui avait été particulièrement attaché au Roi. Il avait une grande habileté dans l'art » de la Médecine, et l'on raconte que, pendant qu'il servait » le Roi à la Cour, il fut joué par un certain médecin de Salerne, et qu'il le joua de son côté. L'un et l'autre étant très-» forts en Médecine, l'Evêque paraissait au Roi supérieur ; la » reine, au contraire, regardait le Salernitain comme plus » habile. Un artifice du Roi montra lequel était le plus initié » aux secrets de la nature. Il leur fit prendre place à sa table, » leur cachant entièrement son projet, et leur proposa de » fréquentes questions auxquelles chacun répondait comme il » pouvait. Dérold, étant versé dans les lettres, tranchait la » question d'une manière satisfaisante ; l'autre, bien que tout » à fait illettré, était parvenu cependant, par son esprit naturel, à acquérir une grande expérience des choses. Ils viennent donc chaque jour, par ordre du prince, s'asseoir l'un » et l'autre à la table royale. Un jour on discuta sur la dyna-

(1) Il fut heureux dans tout ce qu'il entreprit ; mais ce bonheur fut court ; car le sang corrompu de ses blessures, n'ayant pas été bien extrait par les *Chirurgiens*, forma sous les cicatrices une tumeur intérieure ; en sorte qu'il fut pendant plus de deux ans tourmenté par les humeurs et obligé de garder le lit. ( Traduction de M. J. Guadet. ) — ( Voy. Richer, *Histoire de son temps*. Paris, J. Renouard, 1845, t. I., p. 31.

» mique, et l'on traita longuement de la pharmaceutique, de
» la *chirurgie* et de la botanique. Le Salernitain, qui ne
» comprenait pas les mots étrangers, et qui n'osait en deman-
» der l'explication, garda le silence ; mais il conçut une grande
» envie contre Dérold, et il résolut de l'empoisonner. Il feignit
» donc d'avoir pour lui beaucoup d'amitié ; mais ayant préparé
» une composition délétère ( *parato vero maleficio* ), il en en-
» duisit, comme ils étaient tous deux à table, l'ongle de son
» doigt du milieu, et empoisonna la poivrade dans laquelle
» ils trempaient ensemble ce qu'ils mangeaient. Dérold ayant
» pris sans défiance de cette sauce, le poison s'insinua dans
» ses veines, et il commença à défaillir ; mais ses serviteurs
» l'ayant emmené, il détruisit, au moyen de la thériaque,
» l'effet de l'empoisonnement, et le troisième jour, il se pré-
» senta comme de coutume au Salernitain. Lorsqu'on lui de-
» manda ce qui lui était arrivé, il répondit qu'il avait été pris
» d'une légère fièvre de rhume, dissimulant qu'il eût pu se
» douter de quelque chose. Son ennemi ne conçut donc aucun
» soupçon. Ils redevinrent convives, et Dérold, à son tour,
» cacha du poison entre son petit doigt et l'index ( *inter auri-*
» *cularem ac salutarem* (1), et le répandit sur ce qu'allait
» manger le Salernitain. Le poison s'infiltrant bientôt dans
» les veines, détruisit la chaleur vitale. Le malade fut emmené
» par ses serviteurs. Il chercha à détruire l'effet de l'empoison-
» nement, mais ce fut en vain. Alors, exaltant Dérold, et le
» proclamant grand-maître en fait de médecine, il demanda
» en grâce qu'il vînt à son secours. Dérold, se rendant aux
» ordres du Roi, administra des antidotes ; mais ces antidotes
» ne purent débarrasser entièrement le patient : la thériaque
» qu'il prit fit tomber le poison dans son pied gauche, en
» sorte que pendant qu'il agissait familièrement avec les gens
» de la maison, ce poison, à ce qu'on rapporte, remontait

---

(1) Il est fort difficile de comprendre comment on peut cacher du poison entre le petit doigt et l'index. L'auteur a voulu sans doute écrire *annularis*. — *Salutaris digitus*, l'index, parce que les Romains saluaient en le baisant.

» en forme de pois du pied dans la veine, et était repoussé » dans le pied par l'antidote qu'il rencontrait. Ces deux agents » s'étant combattus très longtemps, il se fit un trou dans la » peau du pied, qui envahi par le mal, dut être coupé par » les Chirurgiens. (*A cirurgis miserabiliter absciditur* (1). »

Mais Peyrilhe, dira-t-on, ne connaissait pas Richer. Cela est vrai. Cherchons donc si le mot *Chirurgus* existait dans des auteurs que Peyrilhe aurait pu consulter.

J'ai encore trouvé le mot *Chirurgus* employé, de manière à n'en pouvoir douter, pour exprimer l'office du Chirurgien, dans un passage du tome III des Annales des Bénédictins, publié par Mabillon (2). Ce document a été passé sous silence par les historiens français de la Médecine et de la Chirurgie ; et comme le fait qu'il signale mérite d'être connu, nous allons vous le donner en détail, en nous servant de l'élégante traduction de M. E. de Labedollière (3) :

« Au mois d'octobre 937, Arnoul, comte de Flandre, tourmenté depuis longtemps de la pierre, appela auprès de lui de très-habiles docteurs (*peritissimi quique Medici ac Chirurgi*), qui jugèrent l'opération de la taille indispensable. Comme il s'y refusait, des Chirurgiens (*Chirurgi*) la pratiquèrent en sa présence sur dix-huit calculeux, dont un seul succomba. Un si éclatant succès ne calma point les appréhensions d'Arnoul.

---

(1) *Loc. cit.*, tom. I, p. 215.

(2) Voici le texte des Bénédictins : *Forte per id tempus Arnulfus comes calculo graviter laborabat, ita ut vix ei respirare licet. Vocati ad eum peritissimi quique medici ac chirurgi, non aliud remedium, quam incisionem afferri posse censuerunt. Repugnante comite, ut peritiam artis suæ ostentarent chirurgi, sub ejus oculis octodecim homines eodem morbo affectos inciderunt, qui omnes, præter unum brevi sanati sunt. Verum nec sic incisioni assensit comes, maluitque Dei opem in iis angustii, exemplo beatæ Agathæ, implorare per beatum Gerardum, cujus precibus ac meritis calculo liberatus est. In tanti beneficii præmium Arnulfus munera obtulit Gerardo, qui ea constanter respuit, ubi obiter observare licet calculo laborantium antiquiorem esse, quam multi credant.* (Voy. *Annales Ord. S. Benedicti.* Per Joh. Mabillon. — Lutetiæ Parisiorum 1706, t. III, p. 446.

(3) *Histoire des mœurs et de la vie privée des Français*, par E. de Labedollière. Paris, Victor Lecou, 1847; 3 vol. in-8°, t. II, p. 248.

Aimant mieux tenir sa guérison du ciel que des hommes, il se recommanda aux prières de Gérard, abbé de Brogne ; tous deux jeûnèrent ensemble pendant trois jours, au bout desquels le comte reçut la communion. Dès lors sa pierre se résolvant en gravier, diminua insensiblement, et elle finit par disparaître. »

M. Labedollière ajoute : « Même en révoquant en doute certaines particularités de ce récit, œuvre d'un contemporain d'Arnoul, on en doit conclure que la lithotomie était connue au x<sup>e</sup> siècle »

Enfin, Messieurs, notre bonne fortune nous a fait découvrir dans la *Philippide,* poëme du commencement du XIII<sup>e</sup> siècle, écrit en l'honneur de Philippe-Auguste par Guillaume Le Breton, trois vers dans lesquels les attributions du Médecin et du Chirurgien sont parfaitement établies, et qui tranchent définitivement la question. Le poëte, en racontant comment le roi Richard fut blessé d'une flèche dans l'épaule au siége du château de Chalus, en Limousin, s'exprime ainsi :

*Interea Regem circumstant agmina mixtim ;*
*Apponunt Medici fomenta, secantque Chirurgi*
*Vulnus, ut inde trahant ferrum leviore periclo* (1).

On le voit, Peyrille *se trompait fort*, car je crois avoir démontré clairement que, vers les dernières années du x<sup>e</sup> siècle, la Médecine et la Chirurgie étaient déjà tout à fait distinctes et séparées. Plusieurs causes amenèrent ce triste résultat, et, je le dis à regret, ce furent les Médecins eux-mêmes qui exercèrent sur la sœur cadette de la Médecine cette espèce de répudiation.

Voici probablement comment les choses se passèrent :

Nos confrères de ces temps déshérités, soit ambition, soit intérêt personnel, peut-être même en raison des difficultés de l'art à cette époque de décadence, délaissèrent de bonne heure la Chirurgie.

---

(1) V. *Recueil des historiens des Gaules*, par Michel-Jean-Joseph Brial. — Paris, de l'imprimerie royale 1818, in-f°, t. 18, p. 183, *Philippidos*, lib. V. (v. 598 et seq.)

Évidemment, les motifs d'immoralité, invoqués par la loi ecclésiastique pour défendre aux clercs et aux moines l'exercice de la Chirurgie, n'étaient que de vains prétextes, puisque on pouvait également invoquer ces mêmes motifs contre l'exercice de la Médecine.

D'ailleurs la science ne saurait être immorale; fille de la pensée, comme sa mère, elle est de nature divine, par conséquent immaculée. Malheur à l'adepte qui la dépouillerait, ne fût-ce qu'un instant, de sa pure auréole. Et je me demande si ceux-là même qui, jadis, la déclarèrent impudique, si ceux-là même qui osèrent lui jeter la première pierre avaient l'âme assez neuve, assez chaste pour porter contre la science une semblable accusation ?

Remarquons, en passant, que les Médecins d'alors, tous clercs, moines, prêtres, évêques même, se gardèrent bien d'étendre l'application de la loi à la Médecine, qui leur assurait la faveur du prince (1), les rendaient capables de posséder de nombreux bénéfices, et souvent même les meilleurs. Aussi n'avaient-ils garde de négliger l'exercice d'une science qui, en outre de la double influence morale que leur qualité de clerc et de médecin leur permettait d'exercer sur leurs clients, leur donnait accès aux bénéfices ; de telle sorte, qu'une fois bien pourvus, la plupart s'empressaient d'abandonner la Médecine pour aller profiter de la retraite honorable qu'ils s'étaient ménagée dans les chapitres.

Occupant une position élevée, en rapports journaliers avec les puissants du jour, il leur fut facile de faire comprendre la Chirurgie parmi les professions incompatibles avec l'état ecclésiastique, c'est-à-dire, parmi les professions manuelles, qui incombaient alors aux serfs, c'est-à-dire, à tout ce qui n'était pas noble ou prêtre.

Pour preuves à l'appui de cette opinion, je signalerai d'a-

---

(1) Tous les Médecins des rois de France, dont l'histoire nous a transmis les noms, depuis Childebert jusqu'à Charles VII, c'est-à-dire, depuis le VIe siècle jusqu'au XVe, appartenaient à l'église, et souvent à plusieurs églises, en qualité de clercs, de chanoines, de curés, d'évêques même.

bord à votre attention les professions que l'on considérait, dès le xe siècle, comme incompatibles avec l'état ecclésiastique. J'en ai trouvé la liste dans une épître d'Adalbéron au roi Robert; épître dans laquelle le fougueux évêque de Laon, ce contempteur des moines, énumère ces diverses professions.

Mais comme je n'ai plus le courage de vous citer du latin, et encore moins des vers latins du xe siècle, je vous donnerai, si vous le voulez bien, la traduction française du passage d'Adalbéron. Cette traduction, je l'ai trouvée toute faite, et fort bien faite, dans une thèse soutenue à l'école des Chartes par un de ces jeunes érudits qu'on pourrait nommer, à juste titre, les *Bénédictins* de notre temps.

« La loi divine ne met pas de différence entre ses serviteurs; elle les fait tous d'égale condition, quoiqu'ils naissent inégaux dans l'ordre de la nature et de la société; ainsi, le fils d'un artisan n'est pas moindre que l'héritier d'un roi. Cette pieuse loi tient ses ministres à l'écart de toute souillure mondaine. Ce n'est pas à eux de déchirer la terre, de suivre les pas des génisses, de faire le service des vignes, des arbres, je dirai presque des jardins. A d'autres d'être bouchers, aubergistes, bouviers; à d'autres de couper les boucs, de garder les moutons et de cribler le grain, se brûler aux ardeurs d'une grasse marmite, lier des verrats sur le dos bombé des bœufs, blanchir le linge, *essanger* des vêtements, tous offices au-dessous d'eux, mais purifier leur âme et leur corps, etc., etc, (1). »

---

(1) Lex divina suis partes non dividit......
Format eos omnes æquali conditione,
Quamvis dissimiles pariat natura vel ordo:
Non minor artificis quam regis natus erilis,
Hos pia lex omni mundana sorde sequestrat.
Non scindunt terram, non stant post terga juvencum;
Vitibus, arboribus, vix hortis infamulantur;
Non sunt carnifices, caupones necne bubulce,
Hircorum sectatores, non opiliones;
Non cribrant cererem, hos non coquit uncta labeta,
Terga suum, per dorsa boum nos serpere cogunt;
Non sunt lautores, contemnunt fervere vestes;
Sed mentes purgare suas et corpore debent.

Quoique la profession de *Chirurgien* ne soit pas désignée dans cette énumération, nous avons tout lieu de croire qu'elle fut comprise, dès cette époque, parmi les offices mécaniques, car, suivant les auteurs du *Dictionnaire historique de la Médecine ancienne et moderne* ( art. Chirurgie ), « l'Eglise, qui a » horreur du sang, si ce n'est quand elle le fait verser pour » le salut des âmes, défendit d'abord toute opération manuelle » aux religieux élevés en grade, dont elle aurait compromis » la dignité ( Concile de Tours et autres ); plus tard, elle ne » crut pas devoir permettre que les doigts sacrés de ses plus » humbles servants fussent plus longtemps souillés par des » fonctions qui ne convenaient qu'aux mains profanes des » laïcs ( Bonifac. VIII ). »

Enfin, si j'avais besoin d'un témoignage irréfragable, je n'aurais qu'à constater l'insertion des *Statuta sodalium Sirurgicorum* dans le manuscrit des archives en compagnie des statuts des cordonniers, des bonnetiers et des cordiers.

Ainsi délaissée, ainsi rejetée hors du giron de la Médecine, la Chirurgie sacrifiée devint un art purement mécanique. « On » tâcha, dit Sabatier d'Orléans, d'en concentrer l'exercice » parmi les gens illettrés, afin que le sanctuaire de la Méde- » cine, dans lequel on ne pouvait pénétrer sans grec et sans » latin, leur fût à jamais fermé (1). »

Pratiquée d'abord par des laïcs, elle ne tarda pas à tomber dans les mains des Barbiers, leur habileté à manier les ciseaux et le rasoir les ayant probablement encouragés à faire usage de la lancette et du bistouri. A dater du XIII^e^ siècle, à part quelques maîtres Chirurgiens qui existaient à Paris et dans quelques grandes villes de France, les Barbiers seuls, *dans les villes de province*, M. Malgaigne l'atteste (2), *étaient en possession de pratiquer la Chirurgie ordinaire, en exceptant toutefois les trois opérations de la cataracte, de la taille et de la hernie qui constituaient le domaine des inciseurs, et la ré-*

---

(1) Recherches historiques sur la Faculté de Méd. de Paris, pag. 38 et 39.

(2) Loc. cit.

*duction des luxations et des fractures qui généralement était abandonnée aussi à des rebouteurs spéciaux* (1).

Enfin, Messieurs, pour que vous puissiez apprécier l'état de dégradation dans lequel la Chirurgie était tombée au xv^e siècle, dans nos provinces surtout, permettez-moi de vous citer les considérants sur lesquels Charles VII se fonde pour motiver les réformes des statuts des Chirurgiens-Barbiers de Toulouse :

Charles, etc., scavoir faisons, etc. Nous avoir receu l'humble supplication des bailles et autres prudens hommes de mestier et art de Barberie de nostre ville, cité et fauxbourgs de *Thoulouse*, contenant que, à l'occasion de ce que au temps passé plusieurs personnes ignorans, non expers ne apruvés oudict mestier de Barberie, usoient d'iceluy, se mesloient de seigner gens, guerir playes, et autres semblables, et faisoient et commettoient plusieurs abus et fraudes sur ledict mestier de barberie, dont plusieurs maux et inconveniens s'en sont ensuis (sic) sur plusieurs gens et personnes de la dicte ville et fauxbourgs de *Thoulouse*, en grand nombre, en grand blasme, vitupére et diffamation de la dicte ville et cité de *Thoulouse*, et pour réformer les dictes errëurs toller et oster toutes fraudes déceptions et abus qui se faisoient et commettoient par les dicts ignorans, aussi punir et corriger les delinquans, et donner bon ordre, police et estat oudict mestier et art de Barberie, et à la requeste des dicts supplians ont faict et ordonné les statuts, edicts et ordonnances cy-après declarees, etc.

---

(1) Loc. cit.

## SIMPLE REMARQUE.

Nous n'avons pas cru devoir surcharger de notes et de commentaires les *Statuts des Chirurgiens-Barbiers de Toulouse ;* cela n'aurait d'ailleurs rien ajouté à la clarté du texte.

Nous nous permettrons seulement d'indiquer au lecteur les articles de ces statuts relatifs aux examens des aspirants gagnant maîtrise. Il verra qu'il n'était pas aussi facile, qu'on le croit communément, de devenir maître en l'art de Barberie, et que la multiplicité des épreuves, jointe aux conditions nombreuses imposées aux apprentis, offraient des garanties non moins suffisantes que celles exigées de nos jours pour le grade d'officier de santé.

Parmi ces épreuves, il en est une qui mérite une mention toute particulière. Elle était la conséquence forcée de la profession de Chirurgien-Barbier, profession reléguée depuis longtemps parmi les offices mécaniques. Comme les autres artisans, les Chirurgiens-Barbiers n'obtenaient leurs lettres de maîtrise qu'après avoir présenté leur *chef-d'œuvre.* Ce chef-d'œuvre, pour eux, consistait à faire dans la demeure de chacun des bailes de la confrérie, un certain nombre de lancettes.

Parmi les historiens de la Chirurgie française, M. Malgaigne (1), dont la vaste érudition n'a de bornes que celles de la science, est le seul qui ait signalé cette piquante singularité (2).

(1) Loc. cit.

(2) Un érudit de même force, mais dans un autre ordre d'idées, Monteil, a lui aussi mentionné le même fait dans son *Histoire des Français des divers états* ( t. II, pag. 296 ).

# STATUTA

## CHIRURGICORUM ET BARBERIORUM THOLOSÆ.

## 1544.

## APERÇU HISTORIQUE

### SUR

## L'ANCIENNETÉ DE LA CHIRURGIE.

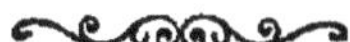

Pour ce que Cirurgie est diction greque compousee et traduicte en nostre langue vault autant a dire comme operation manuelle, lutilite de laquelle est si grande et notoire que na besoing de plus ample collaudation, laquelle precede en antiquite toutes aultres parties de Medecine, car deppuis le commancement du monde que les debats et dissentions dentre les humains commencerent les guerres et batailles, et par consequent les coups et playes, pour secourir ausquelles, comme escripvent aulcuns aucteurs grecs, par Apis, roy des Egyptiens, fut deuement invente lart de Cirurgie. Mais Clement Alexandrin recite que ledict uzaige estoit ung temps devant ledict Apis, et que le premier inventeur dicelle fut

Misray (Myzraïm) fils de Cham, nepveu du grand patriarche Noe; et entre aultres grecs qui en ont escript est le premier Esculapius, apres lequel l'ont illustre plusieurs grands et subtils philosophes.

Or entre aultres incomprehensibles utilités de Cirurgie, la principale conciste en la section et incision du corps humáin, que les Grecs appellent anathomie, par laquelle nous voyons occulèrement les secrets intérieurs et lactens du chief dœuvre de Dieu, c'est du corps de l'homme, lequel Platon appelloit chariot de l'ame, et iceulx par anathomie vive et curieusement entendue, l'on procede seurement à la cure des maladies tant interieures que exterieures, et lignorance dicelles faict cheoir dans le gouffre de erreur les Medecins et Cirurgiens : des parolles precedens pourres comprendre la necessite de Cirurgie, par raison de la grande noblesse de son subiect qui est le corps humain, sur lequel convient operer necessairement, lequel est facilement disposé encourir grandes maladies pour raison que a la composition dudict subiect, entrent les quatre qualitez contraires des élemens, faisant entre eulx continuelle action et passion, et aussi le continuel usage du maulvais régime que les humains uzent au temps present. Et pour obvyer aux perilz de mort et aultres grands inconveniens irreparables, est besoing icelle estre operee par gens expers et scavants, et non par empiriques et ignorans, pour le proffit et utilite de la republique. Or est-il que daultant que toute communaulte facilement devient cismathique, si par regles, institutions et statuts nest entretenue en unite et concorde, à cette cause tant par la meure deliberation des maistres, bailles et suspots de lart de Cirurgie de la presente cite de Tholose, que authorisation de tres honores et nobles seigneurs messeigneurs les Capitols dicelle, ont este faicts et ordonnez les estatuts desdicts Cirurgiens pour estre observez en la teneur et forme que suivent.

STATUTA CIRURGICORUM ET BARBERIORUM THOLOSÆ.

A l'honneur de Dieu, la Vierge Marie, de touts les Saincts et Sainctes de Paradis, sensuivent les statuts et ordonnances des maistres Cirurgiens et Barbiers de la presente cite de Tholose, Confraires des glorieux corps saints Cosme et Dammien, desquels les images sont dans la chappelle du convent des Fraires Prescheurs de la dite cité de Tholose.

1. Et premierement Messeigneurs les Capitols de Tholose, comme juges ausquels, tant par le devoir de leur office que par parmition du Roy, nostre souverain seigneur, la cognoissance appartient, ont statue et ordonne que tous les maistres dudict office seront tenus, chascun an, eux trouver la veille des dicts saincts Cosme et Dammien a la dicte Chappelle, pour illec ouyr Vespres et semblablement lendemain jour de ladicte feste ouyr la Messe et service divin jusques à la fin dicelluy, laquelle Messe se dira en solempnite, et chascun defailhant soy trouver au dictes Vespres et Messe paiera une livre de cire, appliquee à la luminaire desdits saincts Cosme et Dammien, legitime excusation cessant.

2. Item, ont estatue et ordonne mesdicts seigneurs les Catols que incontinant apres la dicte Messe, en la dicte Chappelle, suyvant lansien coustume gardee jusques au present les quatre bailles qui ouront regi lannee precedente esliront aultres bailes leurs successeurs, pour regir et gouverner lannee suyvante, et ladicte election faicte, les nommeront et publieront en presence des maistres presens dudict art, lesquels nouveaulx bailes le notaire et greffier de mes seigneurs de Capitol, ou son principal substitut illec mesmes prendra et recevra le serement aux saincts evangilles de Dieu touches, de bien et duement administrer et faire le devoir de leur charge et bailiatge et aultres choses requises et necessaires desquels

nouveaulx bailles dans le mesme jour sera teuu ledict greffier registrer leurs noms et surnoms et reception dudict serement au registre de la maison commune et pour son droict acoustume aura cinq sols tournois et ce sur poyne ausdicts bailles qui feront le contraire de vingt cinq sols tournois apliques moytie a la reparation de ladicte ville et laultre moytie au divin service de la Chappelle desdits saincts Cosme et Damyen.

3. Item, que les bailles vieulx dudict art de Sirurgie randront compte et prestaront le reliqua des prinse et mise et aultre administration aux bailles nouveaux dans quinze jours apres la feste desdicts sainct Cosme et Damyen sur poyne de cinq livres tournois appliquable moytie à la ville et laultre moytie a ladicte Chappelle.

4. Item, qu'il est prohibe a tout maistre Sirurgien ou Barbier jure de quelque estat ou condition que soit tenir ne ouvrir, pour user dudict art en ladite cite de Tholose, faubourg et gardïage dicelle, que une seulle botique, soyt en soy *ramuant* (changeant) de maison ou aultrement, sur poyne de cinq livres tournois toutesfois qu'ils feront le contraire, appliquee comme dessus.

5. Item, que quant ung maistre jure de ladicte cite yra de vie a trespas, tous les aultres maistres acompaigneront le corps du trespasse jusques a leglize de sa sepulture et quaora este mys en terre, et chascun qui fauldra si trouver, payera dix sols tournois appliques comme dessus.

6. Item, quil est prohibe et deffandu a tous maistres serviteurs ou aultres faire barbes les jours et festes du dimanche, nostre Dame, la Nativite nostre Seigneur, les deux jours suyvans, sainct Jehan Batiste, Pasques, Pantacouste et deux jours suyvans, et tous les Appostres, feste de tous les Saincts et le lendemain, feste darnies la feste Dieu, et lesdits saincts Cosme et Dammien, saufz toutesfoys cas de necessite et mesmement ou ung prestre vouldroit chanter sa premiere messe, ung religieux entrer en religion, ou aultre spouser fame, et celluy qui fera le contraire, soit maistre ou serviteur, payera

pour chascune barbe quil fera cinq sols tournois appliques comme dessus.

7. Item, quil est prohibe et deffandu à tous maistres jures de ladicte cite bailler par maniere darrangement sa botique a nuls serviteurs ne aultre estranger qui ne soit maistre jure admis et recu suyvant la teneur des presens estatuts sur poyne de dix livres tournois appliquees la moytie a la reparation de ladite ville et l'aultre moytie a ladicte chappelle et ce pour obvier aux inconvenians que par ci devant en sont advenus et pourront advenir, et tout maistre compaignon ou aultre que aurait arrante ou louee ladicte botique chascun respectivement payera deux livres tournois appliques comme dessus.

8. Item, que pour entretenir le divin service acostume estre celebre en ladicte chappelle, toutz les maistres jures qui tiendront botique en ladicte ville faubours et gardiage dicelle seront tenus payer chascune feste desdicts saincts Cosme et Dammien, cinq sols tournois et chascun serviteur servant maistre, ganhant argent, quatre deniers tournois, pour moys, et en cas de reffus, le maistre de tel serviteur refusant, sera tenu payer pour luy sauf et rescourt audict maistre, droit et retention des guatges ou aultres biens que sondict serviteur aura audict temps en sa maison, jusques a la somme deue jusques au dict jour; et se leveront lesdits quatre deniers, chascun moys, par lesdits bailles ou lung deux, lesquels bailles, pource faire, suyvront les botiques desdicts maistres, et chascun baille qui sera trouve faire le contraire, cessant legitime excusation, payera dix sols tournois appliques comme dessus.

9. Item, que tout serviteur qui voudra demeurer avec maistre en ladicte cite faulxbourg et gardiage dicelle sera tenu jurer, tant que luy touche, maintenir et garder les presens statuts et ordonnances, payer les deniers tous moys tant quil demourera en ladicte cite servant maistre ganhant argent et neanmoins promectra que ou il cognoistra ou parviendra a sa notice que aultre serviteur aura fait aulcun larrecin ou autre

cas digne de reprehension en la maison de son dict maistre, il le luy revelera incontinent, et ce sur poyne audict serviteur qui sera trouve actainct et convaincu en ce avoir este negligent ou desoubeyssant faire ladicte revelation a sondict maistre, comme dict est de vingt sols tournois appliques comme dessus, et oultre que ne sera permis ains est prohibe a tout aultre maistre luy donner abesonnher en ladicte ville dudict art jusques a ce qu'il aura ete purge du cas a luy impouse, sur poyne de cinq livres tournois pour chascune foys appliquee comme dessus.

10. Item, que au cas ung serviteur sera actainct et convaincu daulcung cas perpetre en la maison de son maistre, comme est de pailhardise, larresin ou aultre cas digne de reprehension exigent poyne corporelle, ne sera permis ains est prohibe a tout autre maistre luy donner abesonnher dudict art sur poyne de dix livres tournois appliquee comme dessus.

11. Item, quil est prohibe et deffandu a tout serviteur laysser son maistre despourveu daultre serviteur la veille de une bonne feste, le sabmedy ou pres dicelle, pour aler besonher avec aultre maistre de ladicte cite, sauf toutesfois que sondict maistre luy eust donne conget, et quant aulcung serviteur sera trouve avoir faict telle injure a sondict maistre ne sera permis (*sic*) ains est prohibe a tout aultre maistre luy donner ne bailher besonhe de deux moys apres, sur poyne de dix livres tournois applique comme dessus.

12. Item, quil est prohibe et deffandu a tout maistre suborner faire suborner ne debaucher aulcun serviteur daultre maistre soit aprantis ou aultre gaignant argent, servant maistre, jusques a ce que ledict aprantis aura acheve et comply son terme avecques le premier maistre, sur poyne audict maistre subornant et serviteur gaignant argent, de cinq livres tournois et audict aprantis de une livre tournois appliques comme dessus sauf toutesfoys juste et raisonnable cause, et legitime excusation cessant.

13. Item, que quant aulcun aprantis se mectra pour aprandre lart de Cirurgie ou Barberie quil payera pour son antree une livre tournois a ladicte chappelle sauf toutesfoys quil fust fils de maistre jure dudict art en ladicte cite auquel cas en sera tenu quite.

14. Item, que tout serviteur qui viendra pour besonnher avec les maistres a ses piesses audict Tholose pour son commencement et pour une foys en sa vie tant seulement poyera ung sol tournois applique a la luminaire de ladicte chappelle et en cas de reffus ne sera permis ains prohibe a tous maistres luy donner a besonnher sur la poyne de cinq livres tournois applique comme dessus.

15. Item, quil est prohibe et deffandu a toute personne de quelque qualite quil soit faire barbes, lever ni tenir botique dudict art secretement ne publicament dans ladicte cite de Tholose faulxbours et gardiage dicelle que au prealable naye este examine par les bailles et aultres maistres dudict art, trouvé soyffizent, amys et receu suyvant la teneur des presens estatuts et ce sur poyne de ung marc dargent applique moytie a la reparation de ladicte ville et laultre a ladicte chappelle et oultre de fermer ladicte botique laquelle iceuls bailles pourront en vertu des presens Statuts plier et fermer, et faire exequter ledict contrevenant en vertu des lettres de la Court desdicts seigneurs de Capitol par le premier Sergent royal ou aultre sur ce requis pour et jusques a la valeur de ladite poyne dung marc dargent et en cas de opposition sera donnee assignation aux opposants par devant lesdicts Capitols, la main du Roy et de ladicte Court demeurant toutesfoys cependant saisie de gatges, jusques a ladicte somme et ladicte botique fermee jusques à ce que aura este amys et recu en maistre, suyvant la teneur des presens statuts et que aultrement par justice en aura este ordonne comme dit est.

16. Item, et pour obvier aux inconveniens irreparables que par ce devant sont advenus en ladicte cite a cause daulcuns donnans entendre estre esperimentes a lart de Cirurgie, con-

bien (quoique) fussent gens rustiques ignares et imperiques ont ordonné, lesdicts seigneurs de Capitol quil est prohibe et deffendu a tous Barbiers, Surgiens et aultres de quelque estat ou condition quil soit, user ne pratiquer dudict art de Surgie ne ses deppendances dans ladicte cite faulxbours et gardiage dicelle publiquement secretement ny aultrement queau préalable nayt este examine par les bailles et aultres maistres dudict art de Surgie admis et receu suyvant les presens statuts sauf toutesfoys ung serviteur demeurant avecques maistre jure et besonhant soubs sa charge, lequel pourra applique ce que par sondict maistre lui sera commande sur la poyne de dix livres tournois appliques comme dessus pour la premiere foys et pour la seconde a la poyne contenue a lordonnance prononcee en la maison de ceans lan mil cinq cens vingt-six.

17. Item, que quant il y aura quelque maistre qui aura en charge aulcun malade et le passiant le vouldra laisser pour prendre aultre maistre pour le pancer de ladicte maladie, le maistre qui premierement laura servy sera satisfaict de poynes jusques audict jour au dire et fixation de deux aultres maistres non suspects.

18. Item, qu'il est prohibe et deffandu a tout serviteur partant de son maistre, prandre aucune pratique dudict art ne faire barbes dans ladicte cite faulxbours et gardiage dicelle sur poyne de quatre livres tournois appliques comme dessus pour chascune foys que se trouveront faire le contraire et ce pour obvier aux inconvenients qui en sont advenus par cy devant et pourroient advenir.

19. Item, qu'il ne sera permis ains prohibe a tout serviteur partant dung maistre besonnher dudict art a la prochaine botique de la ou le dict serviteur partira dung moys apres le conget de son dict dernier maistre et est aussi prohibe audict prochain maistre luy donner abesonnher durant ledict terme sur poyne audict maistre de cinq livres tournois appliques comme dessus pour chascune foys que se trouvera a faire le contraire.

20. Item, que quant il y aura debat ou differant entre les maistres ou entre eulx et leurs serviteurs pour raison des affaires dudict art tant seulement, que les bailles dudict office les pourront appoincter et enjoindre aux rebelles garder et observer les presents statuts et ordonnances sur poyne de une livre de cire appliquee a ladicte chappelle.

21. Item, que les bailles qui regiront durant leur annee feront payer lesdictes faultes, poynes indictes (portees) pour raison des contraventions et desobeissance es presens statuts, soient maistres ou serviteurs, ou faire rapport aux susdicts seigneurs de Capitol ou leur greffier, desdicts contraventions et desobeissance de payer les amendes; pour par eulx en estre ordonne comme de raison, sur poyne ausdicts bailles desmende arbitraire.

22. Item, que les bailles qui regiront durant leur annee pourront executer et prandre gaitges des maistres et servitenrs qui seront contrevenus a la teneur des presents estatuts et ordonnances dudict art jusques a la somme de une livre tournois tant seulement, pour estre apliquee comme dit est; lesquels bailles seront tenus randre compte et prester le reliqua de la portion appliquee a la dicte ville et de ce faire faire registre par lesdicts notaire et greffier, sur poyne ausdicts bailles de cinq livres tournois, sauf toutesfoys cas d'opposition comme est dit dessus.

23. Item, que quant il y aura quelque maistre que playdera contre tous les aultres maistres dudict art ou de la plus grande partie diceulx, pour venir contre la teneur des presens estatuts, que tel ne sera appele au conseil ne affaire dudict art, durant ledict proces, sur poyne a icelluy qui lappellera de troys livres tournois appliquees comme dessus pour chascune foys que feront le contraire.

24. Item, que quant il y aura quelque serviteur qui playdera contre les maistres pour raison de contenu aux presens estatuts et pour venir contre la teneur diceulx que nul maistre de la presente cite ne luy baillera a besonnher sur poyne de

cinq livres tournois appliquees, comme dessus sauf toutesfoys et jusques a ce que aultrement en aura este ordonne par justice.

25. Item, que avant que nul soit admys a faire les actes apartenant a maistrise dudict art ne y sera receu que au prealable naye suivy maistres dudict art de Barberie et Sirurgie par lespace de quatre ans et studie en ville renommee par lespace de deux ans sur poyne de cinq livres tournois appliques comme dessus et de ce fera apparoir par certificatoires signes en forme deue ou par tesmoings gens de bien dignes de foy.

26. Item, que avant que nul soit admis a faire les actes necessaires a estre receu appresentation de mestrise (*sic*) sera tenu faire apparoir par certificatoire signee et forme deue ou par tesmoings gens de bien dignes de foy de ses vie, fame, conversation et aussi sil est actainct ne auculnement suspect de maladie et contagion de lepre ou aultre en tel cas prohibee, et au cas seroict trouve de la qualite de ce (se) actainct notoirement suspect, ou nestre de qualite requise a ladicte maistrise, sur poyne (*sic*) de dix livres tournois appliquee comme dessus.

27. Item, que quant ung serviteur ou aultre vouldra passer maistre dudict art qu'il ne sera receu que premierement par maniere de tentatisve naye este sommairement interroge par les bailes dudict art a ung lieu honneste pour entendre et cognoistre de luy se est Cirurgien et se scait lire et escrire pour estre admys a chef d'œuvre et examen, et au cas que ne seroit trouve de la qualite et tellement ignare pour estre admys audict chef deuvre et examen sera renvoye studier pour et affin de evicter ignorance.

28. Item, que quant tel presente sera de la qualite pour avoir chef deuvre et examen les bailes dudict office luy bailheront, aux despens de l'argent de ladicte confrairie et chappelle, pour chef deuvre, quatre lancetes toutes neufves et puys feront jurer ledict presente de les faire de ses propres

mains le myeulx que pourra, cest assavoir, a la maison dung chascung baille une, et apres que ledict presente aura faictes lesdictes lancetes lesdicts bailles seront tenus mander tous les aultres maistres jures dudict art et eulx assembles a ung lieu honneste, comme est ladicte chappelle, jusques quaura este porveu d'aultre lieu en la maison commune de ladicte ville, visiteront lesdictes lancetes si ont les conditions requises et necessaires a ung bon chef deuvre et au cas (ou) lesdictes lancetes ne seroient trouvees suffisantes iceulx bailles rompront les poinctes dicelles et avant etre admys a aultre examen sera tenu faire aultres quatre lancetes lesquelles apres seront de rechief visitees tout ainsi que dessus est dit sur poyne de dix livres tournois a ceulx qui feront le contraire appliquee la moytie a ladicte ville et laultre moytie a ladicte chappelle pour chascune foys.

29. Item, que quant lesdictes lancetes seront trouvees suffisantes ledict presente sera tenu de aller par ung moys entier a l'hospital de sainct Jaques pour abiller aucuns malades en presence du maistre qui pour lors aura la charge dudict hospital ou daultre maistre dudict art et ce pour et aux fins de entendre sil sait practiquer, pour apres ouy le rapport dudict maistre, estre ordonne par lesdicts bailles sil doit estre admys a lexamen et aultrement procede comme de raison le tout pour obvyer aux grands perils que peuvent advenir pour ignorer ladicte pratique.

30. Item, que quant ledict presente aura faict son devoir es actes dessus dicts et iceulx trouves souffisants par les bailles et aultres maistres ou par la plus grande partie d'iceulx qui auront este presens a sondict examen suyvant la teneur des presens statuts, dans huict jours apres iceulx bailles manderont de rechef assembler tous les maistres jures dudict art a la dicte chappelle, ou aultre lieu honneste duquel sera pourveu comme dit est, lesquels seront tenus y venir et illec par lesdicts bailles et aultres maistres de la presente cite presens non suspects ny favorables, sera ledict presente examine

en deux jours suyvans, dudict art de Sirurgie, cest assavoir du chapitre singulier de la notomie, des apostemes, des playes, des ulceres, des fractures, dislocations, de artretiqua, de lepra, de flegodomye (phlegmon) se scait lire et ordonner ez choses concernans et appartenant audict art tant seulement et sil nest trouve souffisant sera ranvoye studier par ung an pour apres de rechief, icelluy examene en la qualite susdite, estre procede comme de raison et ce sur poyne de dix livres tournois appliquee comme dessus pour obvier ignorance audict art qui sera au grand profit et utilite de la chose publique.

31. Item, que au cas que ledict presente sera trouve souffizant par la plus grande partie des maistres ez chouses dessus dictes, iceulx bailhes ce presenteront dans troys jours apres ausdicts seigneurs de Capitols, en consistoire pour dicelluy recepvoir le serement de garder et observer les presents statuts et ordonnances, estre obeyssant aux mandemens desdicts Capitols et aultres chouses necessaires et en tel cas requises, et ne luy sera permys ouvrir botique ne aulcunement uzer dudict art comme maistre jusques a ce quil aura preste ledict serement sur poyne de deux livres tournois appliquee comme dessus.

32. Item, que ledict presente sera incontinent apres la prestation de sondict serement tenu payer quatre escus dor soleil, les deux pour le droict de ladicte ville et les aultres deux a la reparation de ladicte chappelle, sauf toutes foys que fut fils de maistre de la presente cite auquel cas ne poyera que deux escus, lung a ladicte ville et laultre a ladicte chappelle.

33. Item et apres que ung maistre jure dudict art sera alle de vie a trespas, ont ordonne lesdicts seigneurs de Capitol que ses fame veufve enfans filles ne heritiers ne pourront tenir botique ouverte ne user dudict art par eulx ne interposite (intermédiaire) personne aulcunement sur poyne de dix livres tournois appliquee comme dessus.

34. Item, que quant les bailhes dudict art auront mande

aux aultres maistres pour faire quelque examen ou quelconque aultre affaire dudict art licite et non prohibe que lesdicts maistres seront tenus de y venir a lheure assignee sauf legitime excusation, sur poyne de dix sols tournois pour chascun qui faudra audict mandement, la moytie a la ville et laultre moytie a ladicte chappelle et pourront proceder et tirer oultre audict art, les presens en labsence des aultres absens, pourveu toutesfoys que ayent este deuement mandes et appelles.

35. Item, que pendant lexamen dicelluy qui viendra passer maistre et en faisant son chef deuvre, lesdicts bailhes dudict art ne bailheront chef deuvre ne examen a aultre que premierement le premier ne soit passe, admys et reçu ou ranvoye si nest toutesfoys au cas que ledict presente demurast a faire ses lancetes et examen plus de troys mois a compter du commencement dudict terme et jour que les bailhes luy auront bailhe lesdictes lancettes sauf legitime excusation et en ce cas les bailhes pourront bailher au premier presente sur la poyne de six livres tournois appliquee comme dessus.

36. Item, et pour ce que par plusieurs arrest de la cour de Parlement donnes en semblable matiere a este pronunce que nul serviteur ne aultre au moyen de lectres de grace, privileges ne aultrement ne seront admys et receus a ladicte maistrise ne tenir botique de Barberie que au prealable ne soit examine et trouve souffisant par les bailhes et aultres maistres dudict office, comme est dit dessus, est ordonne que au cas ou aulcun pour ladvenir vouldroict presumer se faire recepvoir audict art par mesmes moyens ou aultres semblables, que le scindic de ladicte villo et bailles dudict art incisteront au contraire et ce pour obvyer aulx scandalles de mort, perdition de membres et impoutances perpetuelles et extorquements de privileges pour faulces promesses faictes par voleurs et ignorans lesquelles chouses sont souvent advenues en la presente cite pour ignorance de semblables gens.

37. Item, que quant la plus part des maistres auront ap-

poincte quelque ordonnance ou examen suyvant la teneur des presens statuts et quelque compaignon aura ete receu on ranvoye par la plus grand voix, les aultres seront tenus obeyr a lordonnance, sur poyne de cinq livres tournoises pour chascun qui feroit le contraire appliquee comme dessus est dict.

38. Item, est ordonne que toutesfoys que il y aura appelation ou sera meu proces touchant la maistrise et souyn de ladicte maistrise, ou aultrement, sera question du contenu aux presens statuts ils ne pourront faire convenir les bailhes devant aultres juges que lesdicts seigneurs de Capitol pour en cognoistre en premiere instance ne les tirer de ladicte court ne faire convenir par devant aultres juges jusques a ce quil en soit ordonne par lesdicts Capitols et ce sur la poyne de vingt cinq livres tournois appliquee comme dessus.

39. Item, que quant lesdicts bailhes et aultres maistres dudict office seront assembles pour les affaires et negoce dudict art et que adviendra que aulcuns des maistres feront criarie ou aultre desordonnee, que les bailhes leur puissent commander silance sur la poyne de une livre de cire appliquee a ladicte chappelle.

Le recueil des ordonnances des rois de France (t. XIV, p. 434), renferme les lettres de Charles VII, datées de Lyon 1457, confirmant les Statuts des Barbiers de Toulouse.

Ces lettres, écrites en langue romano-patoise, contiennent quelques articles qui n'ont pas été reproduits dans les statuts de 1544. Les voici :

13. Item, es ordonnat per lesdiz senhors de Capitol, que aytal maistre nouvel sera tengut de payar un dinar als bayles, etc., les appellans que saran estas aldict examen deldict maistre novel, dins ung mes propda venen aprop sa maistria.

18. Item, es ordenat per losdicts seignors de Capitol, que quant alcun mestre macip aura saugnat (sic) qualqua persona dins lo obrador, que lo sang ne sia metuda en loc publit, ne

sobre lo taulier, an sia scampada aquel jorn meseys ; sus pena de xij deniers tolsas, pagadors per lo mestre deldict obrador, applicador coma dessus est dict.

24. Item, est ordenat per lesdits senhors de Capitol, que si alcun monestier, ordre, collegi, dedins villa coma de fora villa, te a pencionat alcun Barbier de la present civitat de *Tholosa* per servir à l'offici de Barbayria, que negun autre Barbier n'osia ausar de prenre ni collogar ny tenir per nulla pensio aytals, entro que prémeyrament sia pagat et content lo premier mestre que los aura servits ; et aisso sus pena de vingt sols tolsas, per cada vetz que faran lo contrari, applicador coma dessus est dict.

26. Item, es ordennat per losdiz senhors de Capitol, que quant alcun mestre de la present ciutat sera avat (anat) de via a trespassemen, que tots los autres mestres sian a lo sebelir, et far ly honor a la glaysa ; et per cascun que y failhira, pagara per pena, una livra de cera, applicadoyra coma dessus es dict.



Toulouse, Impr. Douladoure ; Rouget frères et Delahaut, succrs, rue St-Rome, 39.

www.ingramcontent.com/pod-product-compliance
Lightning Source LLC
LaVergne TN
LVHW050503160826
845677LV00003B/906

* 9 7 8 2 3 2 9 6 6 3 9 6 8 *